TRAITEMENT ET GUÉRISON

DES

MAUX D'ESTOMAC

ET DES INTESTINS

PAR L'USAGE DES

PASTILLES DIGESTIVES DE LACTATE DE SOUDE

ET DE MAGNÉSIE

SUIVI DE

QUELQUES CONSEILS

AUX MÈRES DE FAMILLE

SUR

L'EMPLOI DES SIROPS DE RAIFORT IODÉ

et de Quinquina ferrugineux

PAR

BURIN DU BUISSON

Pharmacien de première classe

Lauréat de l'Académie de médecine de Paris, Membre de plusieurs Sociétés
savantes françaises et étrangères.

1868

DÉPÔT Seine Nº 075

BIBLIOTHÈQUE IMPR.

TRAITEMENT ET GUÉRISON

DES

MAUX D'ESTOMAC

ET DES INTESTINS

TROUBLES FONCTIONNELS

DES VOIES DIGESTIVES,

Notre époque est un temps de préoccupations morales extrêmes, de travaux de cabinet excessifs : aussi les maladies fonctionnelles de l'appareil digestif n'ont-elles jamais été aussi générales qu'aujourd'hui ; cet état de choses regrettable ne saurait nous surprendre. On sait, en effet, combien les phénomènes intellectuels et moraux sont puissants pendant l'acte de la digestion ! D'aimables distractions, le charme d'une conversation animée, après le repas ; le contentement de l'âme ou les désirs satisfaits; des occupations qui plaisent sans trop captiver l'attention, sont favorables à une bonne digestion.

Tandis qu'au contraire, le chagrin, la douleur, de vives impressions morales, le manque d'exercice, les travaux de l'intelligence trop assidus, etc., exercent une action fâcheuse sur le fonctionnement de l'appareil digestif.

ALIMENTATION, DIGESTION ET NUTRITION

Dans ce temps de vulgarisation de la science, qui a eu tant de succès près des gens du monde, nous pensons que l'on ne lira pas sans intérêt une description succincte des organes de la digestion et de leur mode de fonctionnement.

Des aliments.

L'économie humaine, par l'acte de la respiration et par les pores de la peau, perd constamment une portion d'elle-même.

Les molécules les plus anciennes et déjà usées par le jeu de la vie, sont continuellement détruites par l'oxygène de l'air, et sortent de notre corps sous forme de gaz acide carbonique et d'eau en vapeur. C'est pour cela que l'on maigrit lorsqu'on ne mange pas en quantité suffisante ou qu'on digère mal.

Ce sont, par conséquent, les aliments qui doivent venir remplacer les portions détruites et servir à en former de nouvelles.

Les aliments sont exactement, à l'égard de notre corps, ce qu'est le charbon à l'égard de nos fourneaux ou l'huile pour la lampe. Supprimez le charbon ou l'huile, et le fourneau ou la lampe s'éteindront faute de combustible.

Il en est exactement de même pour notre économie !

Les aliments nécessaires à l'entretien de la vie sont de deux sortes :

1º Les aliments dits de respiration, qui sont ceux qui produisent la chaleur de notre corps, savoir : la graisse, le sucre, l'amidon ou la fécule, la gomme, le vin, l'eau-de-vie, la bière.

2º Les aliments plastiques ou de réparation, qui tous sont azotés, savoir :

La fibrine végétale, le sang des animaux,

L'albumine végétale, la chair des animaux,

La caséine végétale, la caséine du lait.

Appareil digestif.

Les organes de la digestion chez l'homme sont : la *bouche,* le *pharynx,* l'*œsophage,* puis l'estomac, le *duodénum,* le *reste de l'intestin grêle,* et enfin le gros intestin le *cæcum,* le *colon* et le *rectum.*

Fonctionnement des organes digestifs

Les aliments sont d'abord broyés par l'appareil dentaire et imprégnés de salive dans la bouche (c'est la phase buccale); ils descendent ainsi dans la cavité stomacale.

Dans l'estomac, par un effet de contraction des muscles de ce viscère, les aliments éprouvent de nouveau un véritable effet de trituration, en même temps qu'ils sont imprégnés d'un liquide spécial (le suc gastrique) qui les transforme en une sorte de bouillie plus ou moins épaisse que l'on nomme *chyme;* cette seconde phase est appelée phase stomacale. Enfin la digestion se continue d'abord dans la partie supérieure des intestins grêles, appelée *duodénum,* où ils rencontrent la bile, le suc pancréatique et enfin le suc intestinal. C'est la troisième phase de la digestion, appelée phase intestinale. Le duodénum est ainsi nommé parce que sa longueur est d'environ douze travers de doigt; le pancréas s'y trouve placé entre le foie et la rate. Comme l'estomac, le duodénum imprime aux aliments un véritable mouvement de balancement, de trituration et de mélange, qui a pour résultat de faciliter l'action chimique du suc pancréatique sur la masse alimentaire.

Les liquides digestifs de notre économie sont donc : la SALIVE, le SUC GASTRIQUE, la BILE, le SUC PANCRÉATIQUE et le SUC INTESTINAL.

Salive. — La salive contient une substance particulière, la DIASTASE, qui sert à la digestion de l'amidon, des fécules, gomme et sucre, et à les transformer en glycose ou sucre incristallisable, seul apte à être brûlé dans notre sang et à produire de la chaleur.

Suc gastrique. — Le suc gastrique est un liquide aqueux sécrété dans l'estomac, qui renferme un acide libre (l'ACIDE LACTIQUE), qui est son seul acide *normal*. Il renferme, en outre, une substance fermentifère, un ferment (la PEPSINE).

L'acide du suc gastrique et le ferment qu'il contient sont surtout destinés *à la fluidification de la viande* et à la transformer en une substance immédiatement propre à la nutrition, c'est-à-dire à réparer les pertes de notre économie; ils n'agissent à cet égard que réunis. La pepsine, ou le ferment seul et sans acide, ne fait que putréfier immédiatement la viande, sans la transformer ni la dissoudre; l'acide lactique, de son côté, la dissout en partie et arrête sa tendance à se putréfier; mais, seul, il ne la transforme pas en matière assimilable.

La digestion et la transformation des aliments plastiques ou réparateurs exigent donc, dans l'estomac, la présence de l'acide lactique et de la pepsine.

La digestion de la viande et des aliments plastiques azotés s'achève dans la phase intestinale.

Les huiles et la graisse qui ne contiennent pas d'azote se digèrent sous l'action de la bile et du suc pancréatique, dont l'action à l'égard des corps gras est analogue à celle de la diastase sur les autres aliments respiratoires, c'est-à-dire qu'elle les rend aptes à être brûlés dans notre sang.

L'ensemble des aliments plastiques et respiratoires ainsi liquéfiés et transformés a reçu le nom de *chyle.*

DES MALADIES FONCTIONNELLES
DE L'APPAREIL DIGESTIF

ET DE LEUR TRAITEMENT

PAR LES PASTILLES DE LACTATE DE SOUDE
ET DE MAGNÉSIE

SUIVANT LA MÉTHODE DE MAGENDIE
ET DES DOCTEURS GENSOUL ET PÉTREQUIN
EX-CHIRURGIENS EN CHEF DE L'HOTEL-DIEU DE LYON.

Les divers phénomènes que nous venons d'analyser brièvement, quoique simples en apparence, sont réellement compliqués dans leur ensemble. Si leur fonctionnement est régulier chez l'homme à l'état de santé, la moindre cause peut amener, même chez ce dernier, des troubles fonctionnels des voies digestives; ce ne sont pas seulement des troubles passagers ou des accidents physiques qui peuvent occasionner des maux d'estomac et de mauvaises digestions, nous avons déjà rappelé « combien le chagrin, la douleur, les vives impressions morales, le manque d'exercice, les travaux d'intelligence trop assidus, etc., exercent une action fâcheuse sur le fonctionnement de l'appareil digestif. »

En écartant les affections inflammatoires et les affections organiques ou dégénérescences, dit M. le docteur Pétrequin, « toutes les mala- « dies fonctionnelles de l'appareil digestif sont « comprises dans la dénomination spéciale de « DYSPEPSIE.

« Ainsi, la GASTRALGIE (douleur nerveuse de « l'estomac), la GASTRODYNIE (douleurs de l'es- « tomac et du ventre), le PYROSIS (douleurs brû- « lantes ressenties à l'épigastre), les AIGREURS, « l'ANOREXIE (ou défaut d'appétit), l'INDIGESTION, « la FLATULENCE GASTRIQUE OU INTESTINALE, ne « sont que les formes si variées de la dys- « pepsie. »

Ces diverses maladies ou ces divers troubles fonctionnels de l'appareil digestif se rapportent tous à deux causes principales :

1° A un vice dans les sécrétions des sucs di- gestifs et intestinaux, soit par l'exaltation de l'acte sécrétoire, soit au contraire par défaut ou insuffisance de sécrétion, soit enfin par une al- tération quelconque de l'agent ou des agents sécrétés ; 2° à un état d'inertie nerveuse ou de paralysie accidentelle des mouvements phy- siques des viscères de l'estomac et des intest- tins.

« Quand on compare d'un côté, dit M. le

« docteur Pétrequin, les progrès importants ac-
« complis de nos jours dans la physiologie du
« tube gastro-intestinal, et de l'autre le carac-
« tère opiniâtre des maladies des voies diges-
« tives, leur fâcheuse tendance aux récidives et
« la fréquente insuffisance des méthodes cura-
« tives mises en usage, on est forcé de conclure
« qu'il restait beaucoup à faire sur cette ques-
« tion.

« Ce n'est point que les thérapeutistes soient
« restés inactifs; car on a, suivant les théories
« ou les systèmes en faveur, adressé au mal
« des médications très-diverses, comme les to-
« niques, les amers, les astringents, les anti-
« spasmodiques, et des modificateurs tels que le
« bismuth dont on a tant usé, et l'on peut dire
« abusé, dans ces derniers temps. Il est certai-
« nement incontestable qu'on a obtenu de nom-
« breux succès; mais ce que je veux mettre en
« relief, à cause des insuccès également très-
« nombreux et des récidives, c'est qu'on a tou-
« jours cherché les moyens curatifs en dehors
« des agents physiologiques qui, dans l'ordre
« naturel, opèrent ou activent le travail diges-
« tif; c'est que si les médicaments de ce genre
« réussissent à stimuler plus ou moins l'action
« vitale de l'estomac, aucun d'eux, toutefois,

« n'apporte rien de spécial pour l'accomplisse-
« ment physico-chimique de la digestion, ni
« rien d'approprié aux transformations parti-
« culières que doivent subir les aliments pour
« une bonne chylification. A ce point de vue, ce
« fut un premier progrès, incomplet, il est vrai,
« que l'introduction des carbonates alcalins (bi-
« carbonate de soude, de potasse), vulgarisés
« par Darcet; l'extension qu'ont prise les eaux
« minérales alcalines gazeuses dans nos habi-
« tudes sociales est là pour témoigner en fa-
« veur de cette méthode. Toutefois le bi-carbo-
« nate de soude, je tiens à le faire remarquer,
« est un sel choisi en dehors de ceux qui ser-
« vent directement au travail digestif; il ne fait
« point partie de ceux qui affluent ou se for-
« ment naturellement dans le tube gastro-intes-
« tinal pour convertir l'aliment en chyme et en
« chyle.

« Il y avait donc mieux à faire pour se confor-
« mer aux procédés de la nature; il y avait une
« marche différente à suivre; il restait à trouver
« la véritable voie, vraiment physiologique. »

Il fallait trouver des *équivalents* thérapeutiques du bi-carbonate de soude et du carbonate
de magnésie, qui, tout en possédant une action
stimulante, analogue dans ses résultats à celle

des alcalins proprement dits, agissent de plus, simultanément, sur l'acte de la digestion, de l'absorption et de l'assimilation.

Ces équivalents thérapeutiques du bi-carbonate de soude et de la magnésie carbonatée sont les LACTATES ALCALINS ET TERREUX NEUTRES DE SOUDE, DE MAGNÉSIE, DE POTASSE ET DE CHAUX.

L'illustre physiologiste *Magendie* avait proposé, quelques années avant sa mort, l'emploi thérapeutique de l'acide lactique libre contre la dyspepsie. Dans son dernier travail, ce savant conseillait vivement aux jeunes médecins d'étudier les propriétés thérapeutiques des lactates de soude et de magnésie, qu'il croyait, disait-il, bien préférables au bi-carbonate de soude et au carbonate de magnésie.

Ce fut par suite de ces conseils de Magendie, que MM. les docteurs Gensoul et Pétrequin commencèrent, en 1854, l'étude thérapeutique des lactates de soude et de magnésie, en nous faisant l'honneur de nous charger de la partie chimique et pharmaceutique.

Après plus de dix années d'études et d'expériences cliniques sur un très-grand nombre de malades, M. le docteur Pétrequin adressa à l'Académie de médecine, en juin 1862, un remarquable travail sur : « l'emploi thérapeutique

« des lactates alcalins contre les maladies fonc-
« tionnelles des organes de la digestion. »

Mais bientôt après, entre les mains de tous les
médecins, le travail de M. le Dr Pétréquin ne
tarda pas à recevoir la sanction de la pratique
médicale sur une plus large échelle. Partout, à
l'étranger comme en France, les médecins ont
reconnu la suprématie des lactates de soude et
de magnésie, sur le bi-carbonate de soude, le
carbonate de magnésie, et la magnésie calcinée
dans tous les troubles de la digestion ; surtout
lorsque les maladies des voies digestives se lient
à l'*anémie*, à l'*affaiblissement*, à l'*altération des
humeurs*, à l'*alcalinité exagérée de l'estomac*,
déterminés par de longues maladies, des sueurs
exagérées, par une alimentation exclusivement
végétale et souvent insuffisante.

Dans ces divers cas, l'administration des bi-
carbonates et des carbonates alcalins, surtout à
dose élevée, est inapplicable et même funeste
d'après l'opinion de M. le Dr MIALHE (chimie
appliquée à la physiologie et à la thérapeutique,
page 662, Paris, 1856).

§ Ier

Lésions fonctionnelles de la [Digestion dans la phase buccale.

Dans la première phase de la digestion, c'est, avons-nous dit, la salive qui est l'agent digestif. La quantité de salive qui doit être sécrétée en 24 heures chez un adulte est de 15 à 1,600 gr. Or, la salive peut faire défaut ou être altérée dans sa composition : la salive, qui est *alcaline* à l'état normal, peut devenir acide ; elle coexiste alors avec des digestions laborieuses, l'altération des dents, une mauvaise haleine, etc.

Or, les lactates de soude et de magnésie ont la précieuse propriété d'exciter à un haut degré la sécrétion salivaire, et de rétablir promptement l'alcalinité de la salive. Dans le premier comme dans le second cas, M. le Dr Pétrequin conseille « de prendre avant le repas deux ou trois pas- « tilles de lactate de soude et de magnésie, que « l'on doit laisser se fondre lentement dans la « bouche. »

§ II

Lésions fonctionnelles de la Digestion dans la phase gastrique.

La deuxième phase ou phase gastrique, dit M. Pétrequin, « a un bien plus grand nombre d'applications que la première. »

Les principales sont : les aigreurs, la chaleur à l'épigastre, les vomissements acides, le dégoût des aliments, les digestions longues, laborieuses ou douloureuses, les renvois de gaz, pituite, gonflement de l'estomac, pression douloureuse des vêtements à l'épigastre, somnolence et bâillements après les repas.

Dans ces divers cas, M. Pétrequin conseille « de laisser fondre dans la bouche, avant les « deux principaux repas, deux à trois pastilles de « lactate de soude et de magnésie, et autant « après. »

Dans la Gastralgie et ses diverses variétés, soit qu'elle s'accompagne ou non de crampes, de vomissements, d'angoisses épigastriques, etc., « M. le docteur Pétrequin conseille, comme ci-

« dessus, deux à trois pastilles avant, et autant
.« après les repas. »

Lorsque l'estomac devient le siége de douleurs
gastralgiques, seulement après le repas et au dé-
but de la troisième phase de la digestion (phase
intestinale), « M. le D\u2019 Pétrequin recommande
« de laisser fondre lentement dans la bouche,
« immédiatement après les repas, trois à quatre
« pastilles de lactate de soude et de magnésie. »

DANS L'INDIGESTION COMMENÇANTE ET DANS LA
DYSPEPSIE FLATULENTE (renvois de gaz, gonflement
d'estomac), le D\u2019 Pétrequin fait « précéder
« l'usage des pastilles d'autres moyens indiqués,
« tels que le vomissement dans l'indigestion,
« l'emploi du thé, des boissons chaudes, aroma-
« tiques et légèrement alcoolisées, etc. »

L'usage habituel des pastilles de lactate de
soude et de magnésie a pour résultat précieux
d'exciter et de régulariser la sécrétion du suc
intestinal; et par là de prévenir et de détruire
toute tendance à la constipation.

ALTÉRATION DU SUC GASTRIQUE

PASTILLES DE LACTATE DE SOUDE ET DE MAGNÉSIE
A LA PEPSINE

Nous savons déjà que le suc gastrique doit ses propriétés à l'*acide lactique* et à la *pepsine*.

Or, dans toutes les maladies qui ont eu pour résultat l'affaiblissement général de l'économie, pendant la convalescence, après les longues fièvres, par exemple, c'est, comme nous l'avons dit, « l'atonie des organes de la digestion » qui est l'élément morbide principal : — la faculté digestive est altérée et languissante, le plus souvent le malade est débile et l'économie affaiblie ; et il n'est pas étonnant que l'estomac se ressente lui-même de cet état d'inertie générale.

Le suc gastrique peut alors être sécrété, tantôt en proportion insuffisante, tantôt être altéré dans sa composition.

Dans ces divers cas, le ferment pepsique ou la pepsine peut faire défaut en même temps que l'acide lactique.

En conséquence, toutes les fois que *le malade est amaigri et faible, que la faculté digestive est altérée, languissante et quelquefois nulle, que les aliments, même les plus légers, ne sont pas ou sont mal supportés,* « M. le Dr Pétrequin fait prendre, avant et après le repas, deux pastilles de lactate de soude et de magnésie À LA PEPSINE, qu'on laisse fondre dans la bouche. »

Les pastilles de lactate de soude et de magnésie à la pepsine sont précieuses pour prévenir et arrêter les vomissements des femmes enceintes.

Ces dernières pastilles, quoique inoffensives, seront plus particulièrement prises sur une prescription médicale.

Quant aux pastilles de lactate de soude et de magnésie, sans addition de pepsine, ce sont de véritables bonbons digestifs, que chacun peut se prescrire à soi-même, avec les plus grands avantages, toutes les fois que la digestion est lourde et l'estomac chargé.

Dans un grand nombre de maisons, elles sont servies au dessert comme bonbons digestifs.

CONSEILS HYGIÉNIQUES

AUX MÈRES DE FAMILLE

Pour prévenir la plupart
des maladies de l'enfance jusqu'à l'âge adulte.

« La médecine consiste à prévenir les mala-
« dies toutes les fois qu'elle le peut, à les guérir
« lorsqu'elle n'a pu les prévenir, et à soulager les
« malades lorsqu'elle ne peut les guérir. »

Prévenir les maladies est donc le premier de-
voir à remplir ; il fait partie de l'hygiène, et il
appartient essentiellement au domaine de la mère
de famille.

La santé, bonne ou mauvaise, la force ou la
faiblesse et la délicatesse des organes chez les
enfants, vient de leur *tempérament*, c'est-à-dire
de leur constitution particulière.

Une *bonne constitution* est celle où tous les
viscères, tous les systèmes, tous les appareils
également développés, et doués d'une égale
énergie, remplissent leurs fonctions avec aisance
et activité.

Chez les enfants et les jeunes gens des deux sexes, aux approches de l'âge adulte, le tempérament lymphatique est toujours celui qui doit le plus attirer l'attention des parents.

Le lymphatisme peut être apporté en naissant ou bien acquis après la naissance, par suite de mauvaises conditions hygiéniques.

SYMPTOMES GÉNÉRAUX CARACTÉRISTIQUES DU LYMPHATISME

Les enfants lymphatiques ou scrofuleux ont la peau blanche, fine, la tête forte, les membres potelés, la physionomie tendre, le visage arrondi, les lèvres et le nez gros, la lèvre supérieure surtout, la poitrine étroite, le ventre gros, les membres petits, la chair est molle et les muscles faibles, le sang est pauvre, la diarrhée est assez fréquente, l'intelligence assez développée; plus tard, des gourmes apparaissent sur la tête, au visage; les enfants sont sujets au rhume de cerveau, aux maladies d'yeux, aux écoulements d'oreille, aux maux de gorge; sur les côtés du cou, on trouve les ganglions engorgés, il peut arriver que ces ganglions du cou s'enflamment et suppurent, ce qui laisse des cicatrices fort désagréables ; à un degré plus avancé, ce sont les os eux-mêmes qui participent à cet état maladif, et ils se déforment.

De là des déviations de la taille et ces terribles maladies de la hanche et du col du fémur, de l'articulation du genou et du pied.

Traitement hygiénique préventif.

Hygiène. — Les enfants vivront dans un lieu sec, de préférence à la campagne, au soleil ; ils porteront de la flanelle, prendront des bains fréquents : bains de mer, bains salés, bains de rivière, bains de feuilles de noyer.

Régime. — Viandes grillées, rôties, des corps gras, sardines, beurre et bon vin ; le thé et le café ne sont pas mauvais.

Traitement curatif.

Lorsqu'un enfant présente une constitution lymphatique bien déterminée, il faut, sans attendre l'apparition d'aucun des symptômes morbides que nous venons d'exposer ci-dessus, le soumettre au traitement suivant :

Le matin à jeun, une cuillerée à bouche d'huile de foie de morue ; le soir, au moment de se coucher, donner une cuillerée à bouche de sirop de raifort iodé de Grimault, et dans la journée, faire boire une ou deux tasses à café d'infusion de fleur de houblon.

Si l'huile de foie de morue est mal supportée ou prise avec trop de répugnance par l'enfant, il faut, sans hésiter, la remplacer par une cuillerée à bouche de sirop de raifort iodé, qui sera ainsi pris matin et soir (1).

Seulement dans ces cas, on insistera sur l'usage des corps gras, en donnant à l'enfant une ou deux fois par jour, du beurre étendu sur du pain et saupoudré de sel ; ce traitement doit être suivi, pendant trois mois de suite, au printemps

(1) Le sirop de raifort iodé de Grimault est une préparation que nous recommandons d'une manière toute spéciale aux parents. C'est le médicament le plus propre à remplacer l'huile de foie de morue, avec la condition expresse, pourtant, de donner en même temps des corps gras, beurre et même huile d'olive (celle de Provence surtout).

Ce sirop doit ses propriétés, si actives contre le lymphatisme, le rachitisme et les maladies scrofuleuses : 1° à l'iode à l'état de combinaison organique intime, qui entre dans sa composition et qui se trouve également dans l'huile de foie de morue (mais en quantité infiniment plus petite) ; 2° au *soufre* que renferment le raifort, le cresson et le coet à l'automne, et suspendu chaque fois pendant trois mois également.

A partir de l'âge de six à sept ans, on fera faire aux filles, comme aux garçons, les exercices gymnastiques *du trapèze, de l'échelle horizontale et de l'échelle inclinée*, en insistant surtout, sur la suspension par les bras.

Rien n'est plus facile, à la ville comme à la campague, de disposer chez soi un trapèze et les deux échelles, horizontale et inclinée.

---

chléaria, qui sont ses principales bases; 3° enfin aux principes amers, toniques et aromatiques de la ményanthe, de l'écorce d'orange et de la canelle, qui en font également partie.

C'est un médicament dépuratif d'une extrême énergie, d'une efficacité certaine, que les enfants prennent avec plaisir, et dont l'usage, longtemps continué, fortifiant les voies digestives, exerce, par conséquent, l'influence la plus heureuse sur le développement général de l'organisme chez les enfants.

SOINS SPÉCIAUX

A DONNER AUX APPROCHES DE L'AGE ADULTE

Particulièrement aux jeunes personnes.

De l'âge de quatre ans à celui de onze à douze ans le traitement hygiénique que nous venons d'indiquer suffit dans les cas ordinaires pour prévenir les accidents du lymphatisme chez les enfants des deux sexes; mais aux approches de la crise naturelle chez les jeunes filles, les mères doivent toujours en surveiller avec soin l'évolution, principalement chez les jeunes personnes blondes, naturellement pâles; et particulièrement chez celles qui ont une constitution lymphatique accusée, surtout lorsqu'elles auront été sujettes dans leur enfance à quelques-uns des accidents scrofuleux ou rachitiques énumérés plus haut.

Pour faciliter l'apparition régulière, normale du flux mensuel, la mère de famille devra insister, pour ses jeunes filles, sur la vie à la campagne ou tout au moins sur de fréquentes promenades au grand air.

Régime. — Le régime, tonique et nourrissant, sera celui que nous avons indiqué pour le lymphatisme.

Traitement hygiénique, préventif et curatif.

Le matin à jeun et le soir avant de se mettre au lit, on donnera une cuillerée à bouche de **Sirop de quinquina ferrugineux de Grimault.**

Cette excellente préparation, que nous ne saurions jamais assez recommander aux parents (comme nous l'avons fait pour le sirop de raifort iodé), présente des avantages spéciaux d'une grande valeur.

Elle réunit, sous forme d'un sirop agréable, limpide, d'une belle couleur rose, le FER et le PHOSPHORE, qui sont deux éléments de notre économie, et les principes actifs du QUINQUINA, qui est le médicament tonique par excellence.

Le sirop de quinquina ferrugineux convient principalement aux jeunes personnes et aux jeunes femmes sujettes aux pâles couleurs et aux autres accidents chlorotiques.

Il dissipe, chez les femmes d'un tempérament nerveux, ces légers mouvements de fièvres qui se traduisent par des sueurs critiques, des transpirations fatigantes, soit le jour soit la nuit, pendant le sommeil.

C'est l'unique médicament que l'art de guérir puisse opposer sans inconvénient contre l'ANÉMIE ou le dépérissement général par diminution de la quantité de sang nécessaire à notre corps, maladie terrible dont la cause est encore inconnue, et qui fait chaque année de nombreuses victimes.

L'association du fer et du quinquina, dans un médicament liquide, longtemps désirée par tous les médecins, est un progrès important que la thérapeutique médicale doit à M. Grimault.

Cette préparation, prescrite journellement par l'élite des médecins, rend d'immenses services à l'art de guérir, et, surtout, de prévenir les maladies.

Dans les cas indiqués ci-dessus, le **sirop de quinquina ferrugineux de Grimault** peut être longtemps continué, avec avantages certains, à la dose d'une à deux cuillerées par jour, prises une demi-heure avant les deux principaux repas, sous la seule précaution, déjà indiquée, de suspendre par intervalles la médication, pour la reprendre après, pendant un même laps de temps.

MIGRAINES, MAUX DE TÊTE, NÉVRALGIES

Nous ne voulons pas terminer ce petit opuscule avant de donner un avis et un bon conseil à toutes les personnes, et spécialement aux dames sujettes aux maux de tête, aux névralgies et à ces migraines, si douloureuses et si pénibles, qui surviennent périodiquement par accès.

Ces indispositions, qui font le tourment d'un grand nombre de malades, se lient le plus souvent à des troubles nerveux de l'estomac, et sont immédiatement soulagées ou guéries par l'usage du GUARANA de Grimault et Cᵉ.

Le guarana nous vient de la province de l'Amazone (Brésil), où il est préparé par les Indiens Manès sous forme de pains cylindriques, faits avec les fruits d'un arbre précieux, appelé dans le pays GUARANAZEIRO (qui n'est autre que le *paulinia sorbilis* des naturalistes).

La maison Grimault et Cᵉ a importé la première ce médicament, qu'elle a popularisé en France et en Europe.

Grâce à ses immenses relations extérieures, elle a pu s'assurer l'approvisionnement du guarana le mieux préparé, et des meilleures provenances, sur les lieux de production même.

Le guarana de MM. Grimault et C⁰ se livre à la consommation par boîtes contenant douze paquets chacune.

Contre la migraine et les douleurs nerveuses de la tête, il suffit de prendre un paquet délayé dans un demi-verre d'eau sucrée. Si la douleur n'a pas disparu au bout de vingt à vingt-cinq minutes (ce qui est rare), il faut prendre un deuxième paquet.

Le guarana agit principalement comme anti-spasmodique, tonique ; aussi est-il également un remède excellent contre la diarrhée et la dyssenterie.

Dans ces derniers cas, on doit prendre le guarana à la dose de deux à trois paquets par jour. — Dans la cholérine et la diarrhée cholérique, en temps d'épidémie, on l'a vu toujours réussir, à la dose de trois ou quatre paquets dans la journée, dans des cas graves où le sous-nitrate de bismuth à haute dose, et tous les autres moyens, avaient complétement échoué.

BURIN DU BUISSON.

Paris, le 1ᵉʳ décembre 1867.

Les pastilles digestives de lactate de soude et de magnésie, qui portent notre nom, les sirops de raifort iodé et de quinquina ferrugineux de M. GRIMAULT, et le guarana, dont nous venons de recommander l'usage, **se trouvent dans toutes les principales pharmacies.**

Un dépôt général de ces préparations se trouve à Paris, chez M. FOLLET, ancienne pharmacie Dorvault, 7, rue de la Feuillade, près la Banque, où l'on peut se les procurer contre l'envoi de timbres-poste, aux conditions suivantes :

PASTILLES DIGESTIVES DE LACTATE DE SOUDE ET DE MAGNÉSIE, la boîte. . . . . 2 fr.

   Id.   **A LA PEPSINE**, la boîte. . . . . . 3 »

SIROP DE RAIFORT IODÉ, le flacon. . . . . . 4 »

SIROP DE QUINQUINA FERRUGINEUX, le flacon 5 »

   Id.   id.   id.   le demi-flacon. 3 »

GUARANA, la boîte de 12 prises. . . . . . . 3 »

En s'adressant directement à M. Follet, les personnes qui prennent par six ou douze flacons ou boîtes, obtiennent des concessions importantes.

Ces divers produits sont toujours mis gratuitement à la disposition des médecins qui désirent en faire l'essai médical.

LISTE

DES PRINCIPALES PHARMACIES

OU SE TROUVENT
LES MEDICAMENTS CI-DESSUS :

FRANCE.

Abbeville, Riquier.
Agen, Jaille et Chaylade.
Aix, Michel.
Alençon, Houel.
Alger, Rivoire .Negrin.
Angoulême, Cailleau, Hillairet.
Amiens. Rigaud. Houdebine.
Angers, Aubert, Gilbert.
Arles Longuet.
Arras, Saguet-Selame.
Autun, Berger.
Auxerre. Monceaux, Salle, Fremy et Glaize.
Avignon, Blanc, Chauvet frères.
Arles, Bourdelan.
Bar-le-Duc, Pascalis.
Bayeux, E. Dasché.
Bayonne, Lebœuf, Rouquette aîné, Moureu frères.
Beauvais, Mathon.
Besançon, Guichard frères, Petit et Boley.
Béziers, Sicard.
Blois, Durand.
Bordeaux, Lagasse, Moure, et Dufrêche.
Boulogne, Abraham.
Bourg, Nuzillat.
Bourges, Brissaud, Chaumereau.
Brest, Leconte.
Breteuil, Desequelle.
Caen, Legrand.
Cambrai, Bevière, Poireaux.
Carcassonne, Joulia.
Chartres, Chauvière.
Châlon-s-S., Miedan, Garnier.

Châteauroux, Guignon.
Chaumont, Hû.
Cherbourg, Pluquet.
Colmar, Fleischauer.
Clermont-Fer., Gonod, Gauthier-Lacroze, Lecoq et Bargoin.
Clamecy, Guerreau.
Calais, Soubitez et Berquiez.
Chauny, Bernot.
Cahors, Vinel.
Chambéry, Robert.
Dieppe, Lachambre.
Dijon, Verneau.
Douai, Rocquet.
Draguignan, Dupré, Michel.
Dunkerque, J. Lesne.
Elbœuf, Bourguignon.
Epernay, Cloquemin.
Epinal, Lallemand.
Evreux, Herouard.
Grenoble, Martel.
Guéret, Florant.
Gournay-en-Bray, Petit.
Le Havre, Jouvin, Guéroult, Gellée.
Lyon, Chevalier, pharmacie Gavinet.
Laval, Guiller.
La Rochelle, Guérin.
Lille, Barillet, Borel, Coustenoble, Dupont et Cᵉ.
Limoges. Larue-Dubarry, Astaix.
Lons-le-Saulnier, Chapuis, Chevassus.
Laon, Nourtier.
Le Mans, Trotry, Lalande, Dallier et Cᵉ.
Lens, Thilliez.
Lodève, Cauvy.

Mâcon, Lacroix.
Marmande, Gardey.
Marseille, Marius André, Anglés, Roumieu d'Eyries, Camoin frères.
Montauban, Lacaze et Roussenac.
Metz, Artisson, Pont, Gahin, Claude.
Montpellier, Belugou frères, Coulognac et Martin.
Morlaix, Lehir frères.
Moulins, Mérié, Bonnejournée.
Mulhouse, Meistermann.
Montmélian, Bernard.
Matha, Poirault.
Nancy, Streiff, Martin Barbier, Monal.
Nantes, Moride.
Napoléon-Vendée, Foucaud.
Nevers, Provot-Comoy.
Nice, Fouque, Corporandy.
Nîmes, Jamel.
Orléans, Lahaussois.
Pau, Labordette.
Périgueux, Romain-Bonnet et Pouyaud.
Perpignan, Ferrer.
Poitiers, Grimauld fils.
Prades, Ferrer.
Pertuis, Jaubert.
Quimper, Fautrel.
Reims, Gosset, Harant.
Rennes, Macé.
Riom, Amblard, Deschamps.
Roanne, Gerbay.
Rochefort, Roche et Vincenot.
Rouen, Esprit, Delamarre, Lecrocq, Chevalier.
Roubaix, Coille.
Strasbourg, Baer.
Saint-Etienne, Arnault frères, Chautin.
Saint-Omer, Desceler-Porion.
Saint-Quentin, Lecoq.

Sables-d'Olonne, Letard.
Sens, Loriferne.
Sablé, Gallereau.
Sains, Destrez.
Toulon, Ricoux, Dollieule aîné.
Tours, Moreau, Lecompte.
Toulouse, Vidal-Abbadie.
Troyes, Huguier-Truelle.
Valenciennes, Persignat.
Verdun, Destival, Mistris.
Vesoul, Millot.
Villefranche, Monvenoux.
Valence, Daruty.
Vezelay, Jouin.
Vannes, Du Rumel.
Vervins, Brucelle.

BELGIQUE.

Anvers, J. Lauwers, Deleul.
Bruxelles, Dépôt central ; pharmacie anglaise de Ch. Delacre.
Bruges, Cailleau.
Gand, de Bast.
Liége, Janssen, Goossens, Bulton, Davrex.
Mons, Van Miert.
Namur, Macquet.
Soignies, Victor Petit.
Tournai, Maton.

SUISSE.

Genève, Fol et Brun, Burkel frères.
Bern, Hegg.
Bâle, Dr Geiger.
Schaffouse, Lilienkron.
Zurich, Eidenberz et Sturmer.
Neuchâtel, Jourdan.
Lauzanne, Feyler.
Lucerne, Müller.
Saint-Gall, Ehrenzeller.
Vevey, Burnier.

PARIS. — IMP. V. GOUPY, RUE GARANCIÈRE, 5.

www.ingramcontent.com/pod-product-compliance
Ingram Content Group UK Ltd.
Pitfield, Milton Keynes, MK11 3LW, UK
UKHW020134080726
13614UKWH00005B/2220